Luis Quevedo Herrero

Fibromialgia

Cómo combatir la fatiga crónica

EDICIONES OBELISCO

Si este libro le ha interesado y desea que le mantengamos informado de nuestras publicaciones, escríbanos indicándonos qué temas son de su interés (Astrología, Autoayuda, Ciencias Ocultas, Artes Marciales, Naturismo, Espiritualidad, Tradición...) y gustosamente le complaceremos.

Puede consultar nuestro catálogo en www.edicionesobelisco.com

Los editores no han comprobado ni la eficacia ni el resultado de las recetas, productos, fórmulas técnicas, ejercicios o similares contenidos en este libro. No asumen, por lo tanto, responsabilidad alguna en cuanto a su utilización ni realizan asesoramiento al respecto.

Colección Salud
FIBROMIALGIA
Luis Quevedo Herrero

1ª edición: diciembre de 2004
2ª edición: julio de 2006

Diseño de cubierta: *Mònica Gil Rosón*

Edita: Ediciones Obelisco S.L.
Pere IV, 78 (Edif. Pedro IV) 3ª planta 5ª puerta.
08005 Barcelona-España
Tel. 93 309 85 25 - Fax 93 309 85 23
E-mail: obelisco@edicionesobelisco.com

ISBN: 84-9777-156-7
Depósito Legal: B-23.272-2006

Printed in Spain

Impreso en España en los talleres gráficos de Romanyà/Valls S.A.
Verdaguer, 1 – 08076 Capellades (Barcelona)

Introducción

La fibromialgia es una enfermedad reumatológica caracterizada por sensibilidad aumentada al dolor en ciertos puntos característicos del cuerpo y la presencia de dolor crónico difuso. Aparece acompañada de malestar general, sueño no reparador, depresión y una larga lista de síntomas frecuentes. A pesar de haber tantas manifestaciones relacionadas con esta enfermedad, sólo el dolor en los puntos gatillo (en el capítulo dedicado a los síntomas se explica en qué consisten) es un criterio determinante para diagnosticar esta enfermedad. Como enfermedad que afecta al sistema músculo-esquelético (músculos, tendones, ligamentos) es tratada por el reumatólogo aunque lo ideal es estar en manos de un equipo interdisciplinar.

Algunos datos estadísticos

La fibromialgia afecta entre un 2 y un 4 % de la población española: se calcula que 800.000 personas la padecen.

La mayoría, entre un 80 y un 90 % de los casos, son mujeres de edad comprendida entre los treinta y los cincuenta años.

Aunque sea menos habitual, también se han descrito casos médicos de fibromialgia en jóvenes e incluso en niños. De hecho, parece ser que cada vez se describen más casos de éstos (aproximadamente el 5 % de los casos corresponden a individuos de edad inferior a los veinte años).

Además, según el director del Instituto de Reumatología y Enfermedades Óseas, Jaime Graell, alrededor del 90 % de los enfermos de fibromialgia no están diagnosticados en nuestro país.

Los síntomas un poco ambiguos de la fibromialgia, imposibles de probar con pruebas de laboratorio, hacen que esta enfermedad tenga un difícil diagnóstico. De hecho, un 54 % de los pacientes visitan cinco especialistas antes de lograr recibir el diagnóstico firme y claro de fibromialgia. No sólo eso, la mayoría de los afectados, en su duro peregrinaje de especialista en especialista para detectar el problema de sus dolencias, se someten a radiografías en tres o cuatros zonas del cuerpo, lo que supone un riesgo añadido para la salud.

Antes del diagnóstico definitivo, a un 35 % de los afectados les diagnostican más de una dolencia diferente y al 16 % no se les dan respuestas satisfactorias.

Las repercusiones laborales son importantes al padecer esta enfermedad. Las cifras hablan por sí mismas: un 80 % de los afectados presenta absentismo laboral, un 40 % afirma haber perdido meses de actividad laboral desde el inicio de su enfermedad y un 13 % ha tomado la jubilación anticipada dada su incapacidad física para proseguir con normalidad y en buenas condiciones con su trabajo.

Breve historia de la fibromialgia

En 1992 la Organización Mundial de la Salud (OMS) reconoció la fibromialgia como enfermedad reumática caracterizada por dolores difusos y puntos dolorosos diana o gatillo.

Fue descrita por primera vez en el siglo XIX bajo el nombre de neurastenia. En este caso se describía como un síndrome caracterizado por la fatiga y dolor nervioso además de la sensibilidad exagerada en ciertos puntos (los que hoy en día se llaman puntos gatillo o *tender points* y que son claves para el diagnóstico de la enfermedad).

Al entrar en el siglo XX se incluyó este tipo de neurastenia en el recién creado cajón de sastre de la fibrositis. A principios del siglo pasado se usaba este término para describir muchas dolencias que tenían en común dolores en las articulaciones y músculos de la espalda, sobre todo de la región cervical. Acabó por aplicarse este nombre al dolor en general, lo que acarreó bastante confusión en el momento de clasificar las diferentes dolencias reumáticas.

No fue hasta 1970 cuando un grupo médico canadiense identificó los puntos del dolor característicos o gatillo y los relacionó con la fatiga, el malestar y las complicaciones del sueño. Entonces, a pesar de que la fibromialgia se describió por primera vez como una entidad separada del resto de las dolencias reumáticas, se creyó que era debida a una percepción anómala, aumentada del dolor.

En 1981 se introdujo la palabra *fibromialgia* en lugar de la que se empleaba hasta entonces, *fibrositis*. En esta época dan comienzo las investigaciones que acabarán por probar la existencia de irregularidades en el cerebro durante el sueño. Siete años más tarde aparece por primera vez un capítulo dedicado en exclusiva a esta enfermedad en uno de los libros más renombrados sobre reumatología, el *Rheumatology* de Hamilton Hall.

Por último, es en 1990 cuando el American College of Rheumatology publica los criterios básicos de diagnóstico para esta enfermedad. Criterios que son clave en la actualidad.

Situación actual

En el momento presente, la fibromialgia es una enfermedad conocida aunque puede que no del todo aceptada, como demuestra el hecho de que muchos profesionales de la medicina la continúen considerando una dolencia psicosomática (es decir, la fibromialgia se originaría en la mente y se manifestaría en el cuerpo). Bajo este punto de vista ya no sería una dolencia relacionada con las enfermedades reumáticas sino con las psicológicas.

Cada vez son más los estudios y los profesionales de la salud que la consideran una enfermedad real y, en consecuencia, se está avanzando mucho en su tratamiento.

A la pregunta, ¿existe cura para la fibromialgia?, seguimos respondiendo con una negativa. Por el momento todos los tratamientos conocidos se dirigen al alivio de los síntomas que acompañan a esta enfermedad: dolores musculares, malestar, períodos de ansiedad o depresión, sueño no reparador, etcétera.

De todos modos y aunque no funciona con todos los enfermos, no puede dejarse de mencionar un remedio que funciona como paliativo a corto plazo y que ha curado a más de un afectado a medio plazo. Es un preparado a base de minerales patentado por un informático español que padeció fibromialgia y que se la curó él mismo a base de este preparado, el cual ahora es comercializado por una compañía farmacéutica con el nombre de *Recuperation*. Más adelante se habla de este caso.

Síntomas

Existen síntomas muy diversos relacionados con la fatiga crónica; a continuación se nombran y comentan los más frecuentes:

- Dolor muscular.
- Fatiga.
- Rigidez.
- Parestesia.
- Síntomas del tórax.
- Piernas inquietas.
- Cefaleas puntuales o crónicas.
  y dolor en los músculos faciales.
- Depresión y ansiedad.
- Hipersensibilidad sensorial.
- Síntomas de la piel, ojos y boca.
- Alergias.
- Alteraciones del sueño.
- Vejiga irritable/colon irritable.
- Candidiasis.
- Adormecimiento y/u hormigueo en las extremidades.

- Apneas (parece pararse la respiración mientras duermes).
- Aumento de peso.
- Bruxismo (rechinar de los dientes que provoca desgaste del esmalte dental por fricción o incluso fisuras y fracturas en los dientes).
- Dolor ocular.
- Mareos.
- Fiebre de pocas décimas o sensación de fiebre.
- Sensibilidad a sustancias químicas.
- Sudores nocturnos y fiebre.

Dolor muscular

Éste es el síntoma más característico. De hecho, de aquí proviene el nombre de esta dolencia que, literalmente, significa «dolor en músculos y tendones».

Para diagnosticar este síndrome existe un protocolo a seguir elaborado por el *American College of Rheumathology* que consiste en localizar unos puntos dolorosos, gatillo o *tender points* que, en los afectados, provocan una sensación de dolor característica en al menos once de los dieciocho puntos existentes.

La presión digital debe ser realizada con una fuerza aproximada de cuatro kilogramos. Para que un punto gatillo sea considerado positivo el paciente debe sentir dolor, no es suficiente con sentir presión o sensibilidad.

El dolor generalizado debe haber estado presente durante al menos tres meses.

El dolor es descrito como calambres o pinchazos y nunca afecta a las articulaciones. Es constante durante el día o varía desde la mañana hasta la hora de acostarse en función de la climatología o la actividad física. Lo único que comparten casi todos los pacientes es la sensación de malestar producida por estos dolores.

Puntos de dolor característicos

- ✓ *Occipucio* (1, 2):* Bilateral en la inserción del músculo suboccipital.
- ✓ *Cervical bajo* (3, 4): Bilateral, en la parte anterior de los espacios intertransversos.
- ✓ *Trapecio* (5, 6): Bilateral, en el punto medio del borde superior.
- ✓ *Supraespinoso* (7, 8): Bilateral, el origen sobre la espina de la escápula próximo al borde medial.
- ✓ *Segunda costilla* (9, 10): Bilateral, en la segunda unión condroesternal.
- ✓ *Epicóndilo lateral* (11, 12): Bilateral a dos centímetros distal del epicóndilo.
- ✓ *Glúteo* (13, 14): Bilateral cuadrante superior externo de la nalga en la parte abultada del músculo.
- ✓ *Trocánter mayor* (15, 16): Bilateral, posterior a la prominencia trocantérea.

* Los números entre paréntesis indican la posición de cada zona en la ilustración de la página siguiente.

✓ *Rodilla* (17, 18): Bilateral en la almohadilla grasa media próxima a la línea articular.

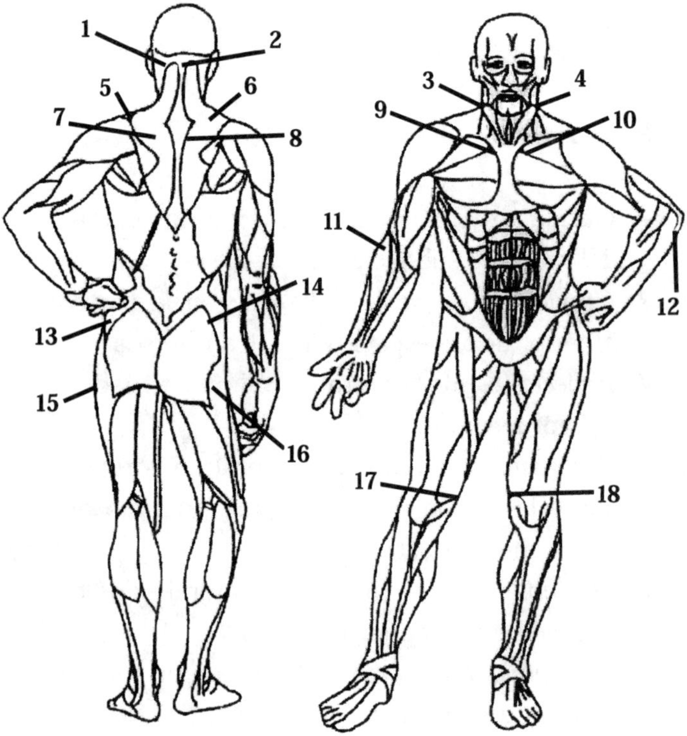

PUNTOS DE DOLOR CARACTERÍSTICOS

Fatiga

Esta sensación es constante en casi todos los pacientes y puede representar desde una simple molestia hasta una causa incapacitante que afecta gravemente la vida diaria del enfermo.

Rigidez

Muchos pacientes experimentan una sensación de rigidez que puede llegar a ser agobiante.

Afecta a todo el cuerpo en general y se da especialmente por la mañana, al levantarse, o tras períodos de tiempo prolongados en los que no se ha cambiado de postura.

Parestesia

Éste es uno de los síntomas más comunes que esta dolencia conlleva. La sensación es descrita como un hormigueo, principalmente matinal, en manos y pies, aunque puede darse en otras zonas del cuerpo.

Síntomas del tórax

Son comunes entre los enfermos los dolores en el pecho al inclinarse hacia delante, a menudo acompañados de jadeo y problemas posturales de la mitad superior del cuerpo. Según ciertos estudios, hasta un 75 % de los enfermos están afectados de una condición cardíaca llamada prolapso de la válvula mitral que, si bien no es una enfermedad, sí que es de base genética y está relacionada con problemas en el tejido conjuntivo del corazón (células que rodean los músculos y otros órganos haciendo las veces de cemento biológico). Se cree que es también este tejido el que puede estar afectado en la fibromialgia. Por este motivo hay quien sostiene que la fibromialgia podría tener una causa genética.

Piernas inquietas

Afecta a un 30 % de los enfermos de fibromialgia y provoca la irresistible necesidad de mover las piernas constantemente, ya sea acostado o sentado. Puede afectar también a los brazos aunque con menor relevancia.

Cefaleas y dolor en los músculos faciales

Con frecuencia los pacientes sufren dolores de cabeza y faciales que están relacionados con la rigidez comentada unas líneas más arriba. La tensión anormal en los hombros y el cuello tiende a transmitirse hacia arriba causando estos dolores.

En su versión más grave, que afecta a un tercio de los pacientes, esta tensión que se desplaza hacia arriba llega a provocar disfunciones en la articulación de la mandíbula (articulación temporomandibular) y músculos relacionados con ésta.

Depresión y ansiedad

Son habituales los cambios de humor y la falta de concentración entre los afectados, sin embargo la depresión clínica afecta sólo a un 25 % de los enfermos. Otros trastornos cognoscitivos comunes son descritos como lentitud mental, lapsos de memoria, rápida saturación ante problemas sencillos, etcétera.

Las causas de estos trastornos las podemos encontrar tanto en el estrés psicológico provocado por los dolores, el malestar y la falta de sueño como en el propio síndrome. El problema es que hoy en día no hay manera de probar científicamente que la fibromialgia sea la causante y no una dolencia psicosomática, como hasta hace una década se tenía por seguro.

Hipersensibilidad sensorial

El sistema nervioso de los afectados por la fibromialgia está hiperexcitado constantemente haciendo que luz, ruidos o sensaciones de cualquier tipo que antes habrían sido normales sean ahora molestas o, incluso, dolorosas.

Síntomas de la piel, ojos y boca

Picor, escozor, sequedad o hinchazón local, sobre todo en manos y pies, son comunes en los afectados por fibromialgia.

Además de ello, la boca y los ojos pueden estar anormalmente secos. En la mayoría de los casos, esta sequedad es un efecto no deseado de medicamentos prescritos para la ansiedad o la depresión.

Alergias

Es muy común confundir los síntomas descritos más arriba, así como la hiperexcitabilidad sensorial, con los provocados por alergias que sufren los pacientes. Es una característica de la fibromialgia que los afectados sean víctima de alergias con mucha facilidad, como rinitis o fiebre del heno.

Alteraciones del sueño

Despertarse repetidamente durante las horas de descanso, sensación de fatiga y sueño no reparador son característicos de la fibromialgia. Algunos investigadores sostienen que la fase no REM del sueño se ve alterada en los pacientes con fatiga crónica.

Actualmente distinguimos dos tipos o formas de sueño combinados en diversas fases durante el período de sueño: sueño REM y sueño no REM. Estas siglas provienen del inglés y significan *Rapid Eyes Movement* o movimiento rápido de los ojos. Este movimiento es el que se da en el sueño REM y se acompaña de una elevada actividad cerebral causante de que soñemos. Por contra, en el sueño no REM el cerebro reduce mucho su actividad, deja de soñar y de mover los ojos. Es en esta fase cuando nuestro sistema nervioso descansa.

Al verse afectada la fase de descanso natural del sistema nervioso por la fatiga crónica, el paciente experimenta la sensación de no haber dormido por lo que el sueño se convierte en no reparador.

Vejiga irritable/colon irritable

Es común la sensación constante de tener la vejiga llena y ganas de orinar. Esto puede volverse crónico y provocar la inflamación dolorosa de la vejiga llamada cistitis intersticial. Las mujeres afectadas por la fibromialgia pueden sufrir molestias en la vulva y durante el coito.

El colon irritable se caracteriza por alternancia entre períodos de estreñimiento y diarrea, gases intestinales e hinchazón abdominal. Se da en más del 60 % de los afectados. Es importante consultar con el médico pues puede delatar la existencia de parásitos intestinales o candidiasis.

Candidiasis

Se da este nombre a la infección por *Candida albicans*, un hongo que se encuentra naturalmente en nuestro tracto digestivo y genital. Cuando alguien sufre esta infección, su lengua y su paladar se cubren progresivamente de una capa blanquecina. En mujeres es también frecuente que infecte la zona de la vagina.

Según la doctora Carol Jessop se da en un 90 % de los afectados por fibromialgia y la explicación al por qué es bien conocida: la mayoría de estos pacientes han sido tratados con antibióticos por otras infecciones. Al eliminar los microorganismos que antes compartían nuestro organismo con *Candida*, ésta puede crecer a sus anchas provocando una infección.

Diagnóstico diferencial

Cuando aparecen síntomas como el dolor muscular, el malestar, etcétera, antes de pensar en la fibromialgia, hemos de descartar otras enfermedades que comparten características con ella. Entre las que siguen hay enfermedades autoinmunes (aquellas en que el sistema inmunológico del paciente se vuelve contra él mismo, de algún modo reconoce como extrañas las células del propio cuerpo y responde como si de una infección se tratase), grupo en el que se cree que podría incluirse la fibromialgia, a pesar de que actualmente se la considere una enfermedad reumática.

Las más frecuentes son:

- ✓ Lupus eritematoso sistémico (LES).
- ✓ Poliomiositis.
- ✓ Síndrome de Sjögren
  o síndrome de los ojos secos.
- ✓ Poliartritis reumatoide.
- ✓ Hipotiroidismo.
- ✓ Hiperparatiroidismo.

- ✓ Osteomalacia.
- ✓ Polineuropatía diabética.
- ✓ Síndrome doloroso miofascial.
- ✓ Encefalomielitis miálgica.
- ✓ Síndrome de fatiga crónica.

¿Qué causa la fibromialgia?

No existe sobre la causa de la fibromialgia una respuesta que ponga de acuerdo a todos los investigadores. De hecho, la fibromialgia es oficialmente una enfermedad de etiología desconocida, es decir, cuyas causas se ignoran. Una de las razones que explican esto es que hasta la fecha no se ha encontrado ninguna prueba de laboratorio capaz de detectarla. A falta de algo tan importante, de momento, todo el esfuerzo médico se centra en paliar los síntomas asociados a esta dolencia.

Algunas hipótesis sobre el tema hablan de infecciones víricas similares a una gripe, productos químicos, incluso existen explicaciones más esotéricas. Hay para todos los gustos.

Empecemos por los productos químicos. Debemos puntualizar que la hipótesis habla de que los organofosforados precipitan la aparición de la enfermedad pero que, probablemente, no sean la causa auténtica. Estos compuestos orgánicos se encuentran en la composición de muchos insecticidas de uso doméstico y profesional. Su diana es el sistema nervioso de los insectos y su talón de Aquiles que también afectan al sistema nervioso humano. Para su uso en espacios públicos o de trabajo se debe calcular muy bien la concentración a la que se expondrán luego las personas que ocupen ese espacio. Una zona que no tenga buena ventilación o en la que sean fácilmente retenidos estos compuestos es una bomba de relojería para las personas que deban trabajar allí.

En el Hospital Clínico de Barcelona un grupo médico investiga esta posibilidad. Hasta el momento parece que todo apunta a que la relación es real y no sólo una coincidencia. Más aún, parece que una sola exposición a estos productos puede ser suficiente para desarrollar los síntomas de la enfermedad.

Un punto que aún está por esclarecer es si todas las personas son afectadas de la misma manera o, como se sospecha, sólo personas que presentan hipersensibilidad a estos compuestos químicos pueden sufrir fibromialgia a partir de una exposición a los organofosforados.

Si a esto añadimos que son sustancias que el cuerpo elimina con extremada dificultad, la situación es realmente preocupante.

Como dato curioso, cabe decir que hay quien relaciona la fibromialgia con el célebre *síndrome del Golfo Pérsico* pues guardan cierta similitud en los síntomas (aunque los de la fibromialgia sean siempre más leves) y además porque una de las posibles explicaciones para este síndrome es, precisamente, la intensa exposición a productos químicos (entre ellos pesticidas) que sufrieron las tropas americanas en aquel conflicto por el miedo que había a las armas químicas y bacteriológicas.

Otra explicación más plausible y con mayor aceptación en los círculos científicos es una infección vírica similar a la gripe. El virus que la causa es el de Epstein-Barr que infecta al 80 % de la población europea aunque no causa estragos pues su infección es leve. Este virus produce una infección aguda similar a una gripe suave de corta duración, después desaparece y no vuelve a provocar ninguna reacción adversa en el paciente. Esto vale para la mayoría de la población pero para un reducido porcentaje de personas esta infección desemboca en el síndrome de fatiga crónica o fibromialgia. Este virus es responsable de la encefalomielitis miálgica, una de las enfermedades con las que hay que hacer un diagnóstico diferencial para asegurar que el paciente sufre fibromialgia.

Genes y fibromialgia

Hoy en día parece raro que los científicos no encuentren un gen para cada enfermedad. En medio de la revolución genética en que nos encontramos, ¿qué se sabe de la fibromialgia?

Por el momento sigue siendo difícil decir algo con seguridad. Sin embargo, empiezan a recogerse los frutos de las primeras investigaciones en este campo. Precisamente en España, el Institut Ferran de Reumatologia (http://www.institutferran.org) ha encon trado un gen candidato para esta enfermedad. No está claro si el gen es directamente responsable de la enfermedad. Lo que sí se ha comprobado es que las personas que tienen una variante conocida como «LL» del gen COMT (CATECOL-OXI-METILTRANSFERASA) y que desarrollan la enfermedad, lo hacen de manera más severa.

¿Qué significan los resultados de esta investigación?

- En genética las cosas no son blancas o negras, casi nunca.

- Un gen, en este caso el COMT, es uno de los capítulos en que se divide el libro de la vida, el ADN.

- Cada uno de estos capítulos contiene la información para llevar a cabo una tarea propia de la célula: fabricar jugos gástricos para la digestión, regular el ritmo cardíaco, etcétera. Todo está controlado por nuestro ADN.

- La función del COMT es fabricar una proteína, que no es más que una microscópica máquina química cuyo diseño está en el ADN.

- Esta máquina hace de «barrendero» especializado. Recoge sólo un tipo de desecho: catecolaminas y dopamina. Estos desechos son sustancias que las células del cerebro, las neuronas, usan para comunicarse.

- Esta limpieza de desechos es muy importante para que funcione correctamente el cerebro. Pensemos que cuando una neurona se comunica con su vecina, lo hace escribiendo un mensaje en una pizarra en blanco, la vecina lo lee y el COMT borra la pizarra. Cuando se han dado todos los pasos, se puede volver a empezar y mandar otro mensaje. Ver, oler o sentir el tacto de algún objeto son actividades que necesitan de un trajín constante de mensajes entre neuronas. Cuando sentimos presión: dónde la sentimos, qué intensidad tiene. No se dejan de enviar mensajes hasta que la presión desaparece.

- El problema que han encontrado los investigadores del Institut Ferran de Reumatologia es que, en algunos pacientes de fibromialgia, el gen COMT es diferente del normal, del que tiene la mayoría de la población.
  Las instrucciones que contiene fabrican una proteína menos eficiente, más lenta y «perezosa».
  Como resultado de esto, los mensajes se acumulan en la pizarra y la comunicación entre ciertos tipos de neuronas funciona mal.
  Es más, al acumularse estos mensajes se desencadena una reacción hormonal que afecta a los

centros del dolor: la neuronas encargadas de distinguir entre un estímulo suave, intermedio o doloroso, empiezan a equivocarse. Envían permanentemente la señal de «dolor».

- Esto explicaría la sensibilidad alterada al dolor y otros síntomas que caracterizan la fibromialgia.

- Es importante tener en cuenta que tener este tipo de gen COMT no se ha demostrado que provoque la enfermedad. Sólo favorece que aparezca y, en pacientes afectados, parece que la hace más severa.

Aspectos psicológicos

En el tratamiento de la fibromialgia muy a menudo deja de considerarse el tratamiento psicológico dando mayor importancia al farmacológico. Sin embargo, en esta afección, problemas como la ansiedad o la depresión son frecuentes y es conveniente tenerlos en cuenta pues agravan los demás síntomas y empeoran la calidad de vida del enfermo.

En los últimos años están apareciendo grupos de investigación en las universidades españolas. Un buen ejemplo de ello es el grupo que dirige la doctora María de los Ángeles Pastor en la Universidad Miguel Hernández de Sevilla. Junto a sus colaboradores está probando diferentes tratamientos psicológicos para ayudar a los enfermos a recuperar la sensación de control que la fibromialgia logra borrar de sus vidas.

A continuación, nombramos algunos aspectos clave en el tratamiento de la fibromialgia.

Ansiedad y depresión

La ansiedad es una respuesta de nuestro cuerpo ante situaciones de estrés o peligro. La aceleración del ritmo cardíaco y respiratorio o el aumento de la transpiración o los temblores son consecuencias típicas de estados de nerviosismo y ansiedad. Esta sensación puede volverse crónica en algunos pacientes de fibromialgia, deteriorando mucho su vida diaria pues agrava los demás síntomas, sobre todo los relacionados con el dolor y el insomnio, que acompañan la enfermedad.

Un paso más allá de la ansiedad nos encontramos con la depresión que, como ya se ha comentado anteriormente, es común en la fibromialgia. Lo que también es cierto es que son relativamente pocos los pacientes que deben ser tratados por depresión clínica, es decir, que han de tomar fármacos contra la depresión. Normalmente los síntomas no son del todo graves y la depresión se puede sobrellevar sin tomar medicación gracias a la terapia psicológica.

Conocer el dolor

A través del conocimiento de la enfermedad, el enfermo puede hacerse consciente de qué limitaciones reales le impone ésta, es decir, hasta dónde puede llegar sin poner en peligro su salud mental o física. La fibromialgia es una enfermedad que puede resultar difícil de aceptar pues debilita el cuerpo y la mente a la vez, con dolores musculares, malestar, ansiedad, etcétera. Es muy importante recabar toda la información posible sobre la misma ya que como afectado puede serle útil.

Algunas asociaciones de afectados recomiendan llevar un diario del dolor (donde se apuntan las intensidades, el lugar, la duración, y cualquier variación que se considere oportuna), al menos en las primeras etapas de la enfermedad. De esta manera se llega a conocer el dolor, cómo varía en su intensidad y su duración y le ayuda a elaborar una visión realista del mismo. El dolor es evidentemente subjetivo, y difícil de evaluar desde uno mismo, por eso este diario puede serle de gran utilidad, tanto al afectado como al médico que le trate.

Al conocer los altibajos del dolor, cuándo y cómo se desarrolla, el enfermo puede llevar una vida más plena, sabe cuándo descansar y cuándo debe esforzarse un poco más para seguir con la actividad cotidiana.

Control del tiempo

El enfermo debe adaptarse a la nueva situación, teniendo en cuenta la novedad del dolor y sus consecuencias. Un enfoque equilibrado de la situación puede ayudarle a aceptar las limitaciones que la enfermedad conlleva y a establecer metas realizables.

Valore como se merece su esfuerzo y los resultados que resulten de él. Mantener la autoestima alta es clave para la salud mental y ayudará a alejar los fantasmas de la ansiedad y la depresión.

Evitar los estados de tensión

Está claro que poco podremos hacer contra el dolor que sentimos si sufrimos fibromialgia pero sí que está en nuestras manos cuidar cualquier otro tipo de tensión física indeseable que a buen seguro contribuirá a empeorar nuestro estado de ánimo, minando el equilibrio mental.

A lo largo del día llevamos a cabo multitud de tareas y entre éstas algunas que generan cierto estrés, tensión muscular, incomodidad. Muchas veces, de tan habituales, ni tan siquiera nos damos cuenta de ellas y del malestar que provocan. Una mala postura del cuello o un inadecuado ritmo de respiración son ejemplos claros de ello.

Para combatir este tipo de estrés lo mejor es ejercitar el cuerpo de modo suave, no agresivo, pero continuadamente. Es decir, realizar algo de ejercicio físico ayudará a mantener el cuerpo elástico y fresco. En este «ejercitar» pueden incluirse prácticas como el yoga que son ideales para recuperar el equilibrio de nuestro organismo y que en fibromialgia pueden resultar de gran ayuda para que el enfermo pueda sobrellevar los dolores que conlleva la fibromialgia.

Comunicarse

La fibromialgia es una enfermedad difícil e incluso solitaria en cierto sentido. Desde los primeros síntomas, el enfermo debe aprender a explicar lo que le sucede, hacerse entender para que los que comparten el día a día con él puedan entenderle y ayudarle y tengan una actitud positiva y de apoyo. Sufrir en silencio o sentirse incomprendido es letal para el estado de ánimo de la persona que sufre la fibromialgia. En estos casos, cuando el malestar y los dolores son el pan de cada día, es muy importante mantener por todos los medios la autoestima bien alta y, en la medida de lo posible, vivir rodeado por un ambiente favorable y fortalecedor. El apoyo de los familiares y amigos es, por tanto, vital. Sin embargo, también adquiere una gran importancia el papel que pueden jugar las asociaciones de enfermos pues allí se encuentran personas capaces de comprender perfectamente al enfermo, personas capacitadas para ofrecer apoyo emocional y recursos para hacer frente a la enfermedad.

¿Qué tratamientos existen?

Como ya se ha comentado, actualmente no se conoce cura para la fibromialgia de manera que todo lo que se puede hacer es actuar sobre el dolor y otros síntomas para intentar paliarlos. Al ser ésta una enfermedad de tan difícil y complejo diagnóstico que cambia en cada paciente, el tratamiento debe ser exclusivo, hecho a medida para el enfermo. La mejor de las opciones posibles será siempre estar en manos de un equipo de profesionales que plantee un tratamiento interdisciplinar.

Uno de los mayores problemas para quienes sufren esta enfermedad es que a los dolores y el malestar generalizado se añade el estrés que provoca ir de consulta en consulta, obteniendo a veces diagnósticos muy dispares y soluciones no menos incompatibles. Es, pues, muy importante ponerse en buenas manos y recibir un tratamiento coherente que no descuide ningún aspecto de esta dolencia.

La terapia se encarga de tratar básicamente los siguientes cinco puntos:

1. Medicación.
2. Higiene postural.
3. Mejora del sueño.
4. Técnicas de relajación.
5. Ejercicio físico.

Fármacos empleados en fibromialgia

Hay tres tipos de fármacos principales que se suelen recetar a los pacientes con fibromialgia: antiinflamatorios, relajantes musculares y antidepresivos.

Antiinflamatorios

Los antiinflamatorios se recetan para aliviar el dolor muscular y suelen ser los llamados no esteroideos, es decir, aspirina e ibuprofeno principalmente y siempre en dosis moderadas.

En contraste, los esteroideos son los que se recetan para los problemas reumáticos y parece que no tienen un efecto notable sobre el dolor en la fibromialgia.

Relajantes musculares

El uso de relajantes musculares como el Flexeril (el principio activo se llama ciclobenzaprina) se destina a mejorar la calidad del descanso. Este tipo de fármacos han demostrado ser muy efectivos a la hora de normalizar el sueño de pacientes con fibromialgia.

Aunque también se recetan ansiolíticos con cierta frecuencia, dado el peligro de dependencia que algunos conllevan, es recomendable tomarlos bajo estricto seguimiento médico y sólo en períodos críticos de la enfermedad.

Antidepresivos

El uso de antidepresivos también se divide en dos conjuntos, el de los similares al Elavil, llamados tricíclicos, y los similares al Prozac (llamados ISRS, siglas que provienen de Inhibidor Selectivo de la Recaptación de Serotonina).

Tecnicismos aparte, estos fármacos han demostrado tener efectos positivos en la mejora del sueño y el estado de ánimo de muchos pacientes. También es cierto que pueden acarrear efectos secundarios no deseados como sequedad de boca, somnolencia diurna y estreñimiento; siempre son leves pero pueden llegar a ser una molestia. Algunos médicos al combinar fármacos en dosis adecuadas de ambos tipos parece que logran reducir estos efectos indeseados.

Rehabilitación física

Masaje

La finalidad del masaje, más allá de la agradable relajación que muchas veces implica, es normalizar la circulación sanguínea, reactivándola. También ayuda a eliminar acumulaciones de tóxicos en los músculos a la vez que educa la postura de músculos y articulaciones.

Muchas veces se combina con ultrasonidos y terapia de frío/calor.

Alivio miofascial

Es una técnica de masaje desarrollada por el terapeuta John Barnes. Su nombre habla de su funcionamiento: *mio* significa músculo y *fascia* es el tejido conectivo (el que soporta y da forma al músculo) y que son los objetivos de este masaje. Está diseñado para aliviar las restricciones y la estrechez de los tejidos conectivos (muy afectados por la fibromialgia). Cuando se practica debidamente, muchas veces logra disminuir el tirón que ejercen los tejidos conectivos sobre los huesos, permitiendo que se relajen y extiendan las fibras de los músculos y que se expandan los órganos. El resultado es un alivio de la tensión muscular en general.

Terapia de los puntos desencadenantes

Una técnica terapéutica diseñada para desactivar los puntos desencadenantes (puntos hiperactivos en los músculos en donde el sistema nervioso es demasiado activo). Generalmente, el terapeuta aplica presión constante. Cuando no se logra desactivar estos puntos desencadenantes usando este método de terapia, los pacientes son enviados al médico para que sean tratados con inyecciones en los puntos desencadenantes.

Terapia craneosacral

En palabras de su creador, el doctor John Upledger: «la terapia craneosacral es un método suave (no invasor) de evaluar y mejorar el funcionamiento del sistema craneosacral, el entorno en que funcionan el cerebro y la médula espinal. Esta terapia manual estimula los mecanismos curativos naturales del cuerpo, mejora el funcionamiento del sistema nervioso central, disipa los efectos negativos del estrés, mejora la salud y fortalece la resistencia a enfermedades». Esta terapia puede practicarse en casa tranquilamente sentado en un sofá y con una aparato comercializado que estimula zonas específicas de la zona craneal.

Estimulación por EEG

Esta terapia creada por el doctor Stuart Donaldson pretende «reprogramar» el cerebro de los pacientes de fibromialgia. Según este doctor, los pacientes de fibromialgia presentan un patrón de ondas EEG en el cerebro más lento de lo normal. Cuando se restablece el orden perdido, el cerebro vuelve a un estado flexible que le permite una reeducación neuromuscular, es decir, la manera en que el cerebro interacciona con los músculos. Se complementa con terapia de los puntos gatillo, alivio miofascial y microejercicios. Se trata de una técnica que debe realizarse por especialistas en centros médicos.

Quiropráctica

La quiropráctica pretende actuar sobre la columna vertebral, corrigiendo la mala disposición de las vértebras que afectan a los nervios. Los nervios que salen de la médula espinal están siendo presionados por los discos vertebrales y esto provoca el mal funcionamiento del sistema nervioso. Corregidas estas interferencias, el cuerpo ha de ser capaz de curarse por sí solo.

Osteopatía

Sistema terapéutico fundado por Andrew Taylor Still, la osteopatía propone que el cuerpo muchas veces es capaz de curarse a sí mismo de las enfermedades, con tal que esté en una relación estructural normal, tenga un ambiente favorable y no sufra de desnutrición. La osteopatía emplea métodos físicos, medicinales y quirúrgicos de diagnóstico y de terapia comúnmente aceptados aunque pone mayor énfasis en el sistema músculo-esquelético. Los pacientes de fibromialgia pueden recibir manipulación osteopática («reajuste» de huesos) como parte de un plan comprensivo de tratamiento multidisciplinar.

Ejercicios de estiramiento

Los estiramientos suaves reducen el dolor y la sensación de malestar que comporta, además alivian la tensión y los espasmos musculares. Existen diversas cintas de vídeo para pacientes de fibromialgia que sirven de guía para hacer ejercicios en casa.

En los puntos difíciles de tratar, se puede usar una técnica de «rociar y estirar» en la que se rocían los músculos doloridos con un enfriador, disminuyendo el dolor mientras se estiran. El enfriador está disponible con receta médica para su uso en casa. Los pacientes pueden también hacer una variedad de ejercicios de estiramiento usando una «terabanda», una tira elástica que se manipula de varias maneras, o usando una «pelota suiza» sobre la que pueden extenderse en varias posturas para estirar y fortalecer los músculos del pecho y del abdomen.

Ejercicios aeróbicos

Los ejercicios aeróbicos de bajo impacto, es decir, los suaves, son muy importantes para que los pacientes de fibromialgia eviten la atrofia muscular, para mejorar la circulación y para incrementar la fuerza y el vigor musculares. Algunos ejemplos de ejercicios incluyen caminar o hacer ejercicio en piscinas de agua caliente, el uso de tapetes rodantes o cintas andadoras o de máquinas de esquí de fondo.

Es de vital importancia, tanto para no desanimarse como para no maltratar nuestros músculos, empezar con ejercicios suaves para, con el tiempo, poder incrementar el nivel del ejercicio que realicemos. Mantener el tono muscular mejorará el dolor a la vez que tendrá efectos muy positivos sobre el sistema nervioso y el humor.

Terapias auxiliares

Además de las terapias de rehabilitación física existen un número considerable de métodos auxiliares o alternativos que han demostrado ser eficaces en el tratamiento de la fibromialgia. A continuación se indican algunos de ellos.

Higiene postural

Relajar y estirar los músculos no es suficiente si el enfermo tiene, como la mayoría de los mortales tenemos, malos hábitos adquiridos en relación a la postura al sentarse en el trabajo, la forma de caminar, etcétera. La educación postural permite que músculos y articulaciones aprendan de nuevo la manera correcta de llevar a cabo acciones triviales que pueden tener, sin embargo, consecuencias desastrosas para los enfermos de fibromialgia al incrementar el dolor y la tensión musculares. El uso de plantillas puede ser muy beneficioso para los afectados, llegando a «cambiarles la vida» en lo que a dolores de espalda o rodillas se refiere.

Terapia ocupacional

Estar sentado muchas horas o hacer movimientos repetitivos en el trabajo causan estrés y son fuente de dolor y malestar para muchas personas. El terapeuta ocupacional se encarga de estudiar el entorno de trabajo que rodea al enfermo y de proponer alternativas que mejoren ese tipo de situaciones: teclados ergonómicos, sillas adecuadas, descansos programados para estirar las piernas y la columna, etcétera.

Ejercicios de relajación

Entre tantas terapias, físicas o posturales, dietéticas o aeróbicas, el estrés puede aumentar y es uno de los problemas habituales entre los pacientes de fibromialgia: a fuerza de disminuir el dolor muscular mediante terapias y medicamentos, de visitar, uno tras otro, multitud de especialistas médicos, el estrés se queda en un inmerecido segundo lugar.

Ejercicios de yoga o meditación entre otros son clave para mantener el equilibrio psíquico y la salud del cuerpo y la mente.

Terapias alternativas

Fitoterapia

El uso de plantas medicinales puede suplir o complementar el de fármacos de tipo sedante. Póngase en manos de un especialista para valorar sus necesidades concretas dado su caso.

Algunas de las plantas medicinales más destacadas son:

Hierba de San Juan. También llamada hipérico, se usa en casos de depresión, ansiedad, nerviosismo, bronquitis, etcétera.

Valeriana. Se utiliza en casos de ansiedad, insomnio, alteraciones cardíacas de origen nervioso (palpitaciones, por ejemplo), alteraciones digestivas de origen nervioso, cefaleas, etcétera.

Manzanilla. Es útil en dispepsia (mala digestión), aerofagia, digestiones difíciles, espasmos digestivos, vómitos nerviosos, jaquecas, neuralgias, trastornos de la menstruación, inflamaciones en general (descongestiva).

Sauce blanco. Indicado en casos de reumatismos, gota, dolores de espalda, estados febriles, gripes, catarros, dismenorreas, jaquecas, etcétera.

Espino blanco. Como sedante se puede asociar a la Valeriana, Pasiflora y los barbitúricos. Está especialmente indicada en trastornos del ritmo cardiaco.

Pasiflora. Posee propiedades sedantes y antiespasmódicas. Se utiliza en casos de ansiedad, insomnio, nerviosismo, neuralgias, diversos espasmos, etcétera. Se asocia frecuentemente con el espino blanco en palpitaciones, taquicardias, extrasístoles.

Sauzgatillo. Es útil contra la retención de orina, los vértigos y, lo que tiene más importancia en fibromialgia, los espasmos. En el último caso se toma en forma de infusiones tras las comidas.

Acupuntura

La acupuntura es una técnica que utiliza finas agujas de acero inoxidable esterilizado, que se insertan en diferentes puntos del cuerpo o acupuntos. Además de agujas también se utiliza el calor emitido por los puros realizados con la planta seca de artemisa o moxa, lo que recibe el nombre de moxibustión.

Mediante la manipulación de las agujas y los puros de moxa, se restablece el flujo de la energía (Ki) en los meridianos y órganos.

La reacción del organismo a la acupuntura es una sensación de relajación y bienestar. Hay pacientes que notan una mejoría muy rápida de sus síntomas y en otros casos se precisa de más tiempo; una vez más, la diferencia vendrá determinada por una serie de variables como la gravedad de los síntomas, edad del paciente, frecuencia en la repetición del tratamiento, etcétera.

La acupuntura se utiliza para el tratamiento y prevención de numerosas enfermedades agudas y cróni-

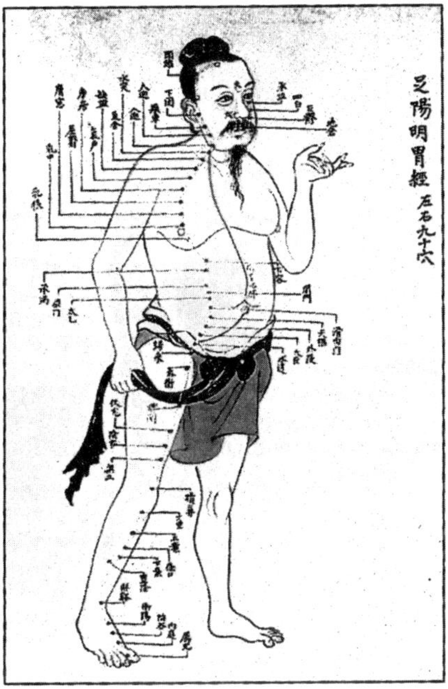

cas. En 1980, la OMS, la Organización Mundial de la Salud de la ONU, publicó una lista de enfermedades que la acupuntura ha demostrado tratar eficazmente, entre las que podemos encontrar algunas asociadas a la fibromialgia: colon irritable, diarrea, estreñimiento, migraña, parálisis facial, insomnio, tensión nerviosa, alergias, problemas de la piel, e innumerables dolencias generales agudas y crónicas (incluyendo el tratamiento global para los enfermos de fibromialgia).

Shiatsu

El shiatsu es una forma de manipulación física que se desarrolló en Japón en el siglo XX. Sus orígenes se remontan a antiguas técnicas chinas, el Do-In y el Anma. A pesar de su origen, principios terapéuticos, métodos y efectos diferentes, tanto el Anma como el masaje occidental comparten algunas características: ambos emplean técnicas de fricción, golpes, amasamiento y frotación, ejecutadas rítmica y rápidamente; los dos son dinámicos. En contraste con ellos, el método terapéutico distintivamente japonés llamado Shiatsu, fundado por Tokujiro Namikoshi, es de naturaleza calma. Su principio básico es aplicar presión en determinados puntos de la superficie del cuerpo, de una forma gradual, de modo que penetre y flexibilice los músculos que se encuentran bajo la piel, mejorando los efectos terapéuticos y alentando la recuperación del cuerpo.

Se escogen los puntos o zonas del cuerpo que son más efectivos para cada tratamiento desde el punto de vista de la fisiología y anatomía contemporáneas, así como desde la tradicional teoría de los meridianos y los mencionados puntos de acupuntura. Los meridianos son canales que forman una red de conexiones independiente de nervios o vasos sanguíneos. Transportan energía vital, denominada Ki en Japón. El estancamiento o bloqueo de la energía origina multitud de enfermedades.

A través de puntos especiales del cuerpo, los llamados puntos de acupuntura o *tsubos*, podemos influir en la energía y restablecer su equilibrio mediante técnicas como la acupuntura o el Shiatsu.

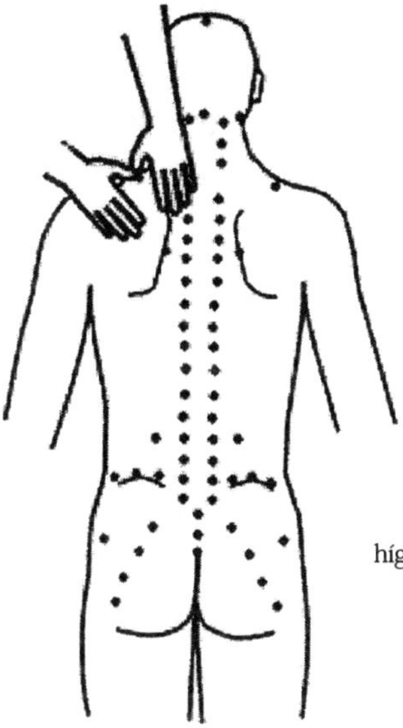

Cinco Elementos

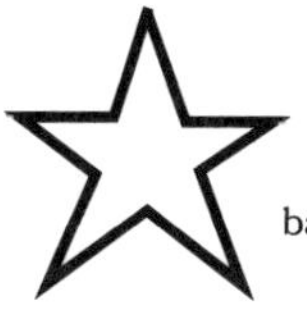

Los efectos del Shiatsu sobre el organismo son:

1. Flexibiliza la piel.
2. Mejora el sistema circulatorio.
3. Vigoriza el sistema muscular.
4. Ayuda a la recuperación del equilibrio del sistema esquelético.
5. Facilita las funciones del aparato digestivo.
6. Mejora el control del sistema endocrino (glándulas y hormonas).
7. Regula las funciones neuronales.
8. Reequilibra el flujo energético de los meridianos.

La eficacia de esta técnica está ampliamente probada en enfermedades relacionadas con la fibromialgia y en la actualidad la emplean enfermos para paliar los síntomas asociados a esta dolencia: estrés, problemas de espalda, lumbalgia, problemas cervicales, ansiedad, insomnio, dolores de cabeza, migrañas, estreñimiento, problemas psicosomáticos, fatiga y debilidad crónica, entre otras muchas dolencias.

Flores de Bach

Las esencias florales son tinturas líquidas especialmente preparadas a partir de todo tipo de flores. Las más conocidas son las esencias florales del doctor Bach. No son propiamente medicamentos, pues no contienen principios activos de las flores como en el caso de la fitoterapia, no tienen olor, ni sabor a flor. Las esencias florales se preparan a partir de la recogida de flores frescas, aún húmedas por el rocío, que se colocan en un recipiente de cristal transparente lleno de agua de manantial durante las primeras horas de la mañana. En este período la energía solar transmite directamente al agua un determinado aspecto de la flor, el patrón de su energía vital o vibración curativa de las flores. El agua que se recoge se mezcla con brandy para obtener la «tintura madre».

Existen treinta y ocho remedios de Bach, cada uno de los cuales está específicamente indicado para un determinado patrón emocional de desarmonía. Ayudan a superar los estados emocionales que perturban a las personas.

Cada uno de los remedios florales puede ser combinado con otros para obtener una fórmula adaptada a cada necesidad personal. Normalmente el número de flores en una mezcla no debe ser superior a cinco, pues la información suministrada al cuerpo sería confusa.

Las flores de Bach pueden administrarse a todas las edades, incluidos los bebés, sin riesgos de ningún tipo, además son perfectamente compatibles con cualquier tratamiento sanitario (excepto intolerancia conocida al alcohol).

En fibromialgia se han empleado con éxito en el tratamiento de estados emocionales alterados, el estrés, la ansiedad, etcétera.

Importancia de la dieta

El cansancio, el malestar y demás síntomas que acompañan la fibromialgia afectan en su totalidad la vida del paciente. El control de la dieta ayudará a nuestro cuerpo a mantener el equilibrio perdido aportándole aquello que necesita en la medida adecuada.

Con el control de la dieta perseguimos dos objetivos principales. De una parte rebajar el estrés que supone el sobrepeso para el aparato locomotor y que puede traducirse en un incremento del dolor o la sensación de malestar que acompañan a la fibromialgia. Por otra, evitando algunos alimentos y potenciando el consumo de otros podemos influir en el equilibrio bioquímico de nuestro cuerpo y así modular las respuestas como el dolor o las inflamaciones.

Para reducir peso ya se sabe que no hay recetas mágicas y menos en nuestro caso pues no podemos permitirnos el lujo de someter nuestro organismo a un mayor estrés. Una buena alimentación, equilibrada y que nos aporte aquello que necesitamos, es la mejor vía para alcanzar nuestro objetivo.

En primer lugar, una breve pincelada acerca de los grupos de alimentos básicos.

Cereales y legumbres

Este grupo incluye arroz, pasta, pan, maíz, etcétera. Representa la fuente más importante de energía en forma de hidratos de carbono, fibra y proteínas vegetales. Se recomiendan entre tres y seis raciones diarias y evitar guarniciones o salsas ricas en grasas como las basadas en cremas, natas o los fritos.

Verduras y hortalizas

Son una fuente de vitaminas, minerales y fibra vegetal. Se aconsejan de dos a tres raciones diarias. Estos alimentos absorben mucha grasa al freírse por lo que es más adecuado hervirlos, cocerlos al vapor o, mejor, a la plancha.

Frutas

Contienen una gran cantidad de vitaminas así como también azúcares, minerales y fibras. Se deben tomar de dos a tres raciones diarias, evitando las que estén muy verdes pues acidifican el organismo y esto es, como más adelante explicaremos, indeseable en la fibromialgia. Si siente molestias durante la digestión tras tomarlas como postre, siempre puede convertirlas en un primero o tomarlas entre comidas.

Lácteos

Leche, queso, yogur, etcétera. Todos los productos derivados de la leche, a excepción de la mantequilla y la nata. Aportan calcio, magnesio y una cantidad considerable de proteínas. Se recomienda tomar dos raciones diarias. Una opción es tomar lácteos desnatados, que siguen aportando idéntica cantidad de calcio y proteínas, a la vez que se evitan las grasas de origen animal que llevan los enteros.

Cárnicos

Aquí incluimos carne, pescado, huevos y aves. Este grupo de alimentos aporta principalmente proteínas y grasas saturadas (salvo el pescado), además de hierro y yodo. Debemos moderar el consumo de carne pues aporta grasas que en exceso son perjudiciales. Además, los enfermos de fibromialgia deben tener un especial cuidado con el aporte de grasas saturadas en su dieta pues éstas son un elemento fundamental para la respuesta inflamatoria típica en procesos reumatológicos como la fibromialgia. Así, si disminuye la cantidad disponible de este tipo de grasas en el organismo, ayudamos a suavizar los dolores reumáticos.

Es muy recomendable un aporte de tres a cuatro raciones de pescado a la semana y de éstas una de pescado azul.

Grasas y azúcares

A la hora de ingerir grasas es preferible tomar aceites vegetales que aportan grasas llamadas insaturadas, muy beneficiosas para el organismo, en lugar de grasas animales como la mantequilla o la nata que son saturadas. El aceite de oliva o los frutos secos son fuentes ideales de este tipo de grasas buenas para el cuerpo.

En cuanto a los azúcares, presentes en bollería, chocolates y *snacks* de todo tipo o como compañero de té y café, sólo podemos recomendar la moderación en su consumo. El uso de este tipo de azúcares es potencialmente muy peligroso, de hecho es causa, junto con la denominada «comida basura», del aumento de la obesidad entre la población. El problema del sobrepeso no es tan sólo estético sino que puede ser una vía directa a la diabetes, como demuestra el hecho de que esta enfermedad aumente cada vez más en occidente.

En las líneas que dejamos atrás sólo se ha intentado dar una pincelada elemental sobre lo que a alimentos se refiere. El consejo es que se dirija siempre que sea posible a un profesional médico para que estudie su caso con el detenimiento y el detalle que son necesarios.

Grasas insaturadas (aceites, líquidas a temperatura ambiente)	Grasas saturadas (sólidas a temperatura ambiente)
· Aceite de oliva · Frutos secos · Soja · Pescado azul	· Mantequilla, nata · Margarina · Ternera, buey... · Cerdo

La pirámide alimentaria

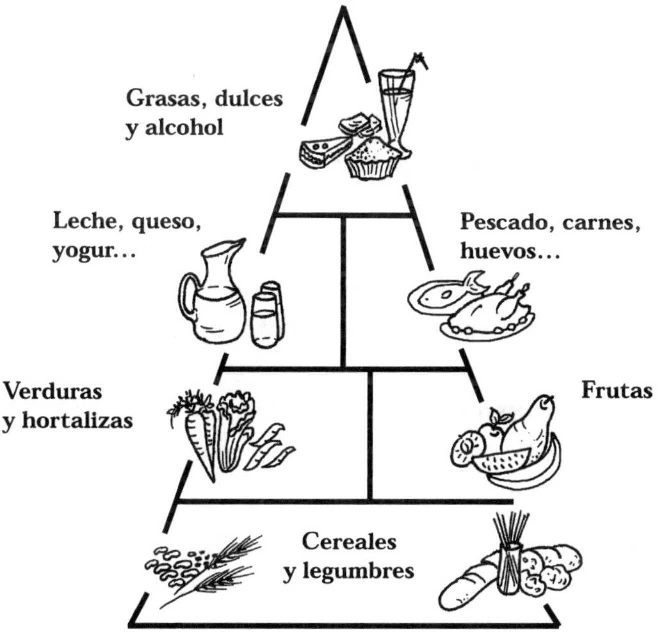

Antioxidantes

La función de los antioxidantes es la de ayudar al organismo a eliminar radicales libres (son fragmentos de moléculas muy reactivos y que en las células atacan las proteínas que forman su estructura y controlan el metabolismo, acelerando el envejecimiento). Éstos dañan todo tipo de tejidos en nuestro cuerpo y son una de las causas principales del envejecimiento. En personas con neuropatías (es decir, que sufren de enfermedades nerviosas como, por ejemplo, la fibromialgia) se han encontrado niveles de antioxidantes más bajos de lo esperado por eso algunos expertos recomiendan complementar la dieta con alimentos que los aportan.

Vitamina C: es muy abundante en la fruta fresca, sobre todo en los cítricos, además de verduras de hoja oscura (espinacas, acelgas...) y la col roja.

Vitamina E: podemos encontrar mucha vitamina E en los frutos secos y los aceites de pescado.

Beta-caroteno: zanahorias, cítricos y vegetales de hoja verde oscuro son fuentes de Beta-caroteno.

Selenio: el selenio lo encontraremos en el pescado, lácteos, frutos secos, cebolla, ajo, tomate o brócoli.

Suplementos en la dieta

Una persona adulta sana puede cubrir todos sus requerimientos de micro y macronutrientes llevando una alimentación variada a base de productos naturales. En el caso del enfermo de fibromialgia nos encontramos ante una situación diferente pues existe un desequilibrio inicial que habrá que solventar.

Los suplementos como multivitamínicos y similares pueden ayudar a salir de esta situación pero nunca deben tomarse por cuenta propia sino bajo supervisión médica, sobre todo en el caso de estar afectado de fibromialgia.

Existen ciertas evidencias de que la suplementación de magnesio ayuda a superar el dolor muscular y los espasmos aunque puede provocar diarrea en algunas personas (lo que representa un problema en fibromialgia), por lo que se debe comenzar por una dosis pequeña e ir ampliándola paulatinamente, a medida que se comprueba su correcta asimilación.

Contra los espasmos y calambres musculares la vitamina E se ha mostrado muy beneficiosa en diversos estudios.

La suplementación de la dieta con aminoácidos como la Lisina y la Arginina pueden aliviar la rigidez y la tensión muscular.

Aceites Omega-3

Estos aceites esenciales se encuentran principalmente en pescados como el atún, la caballa, el arenque o el salmón. Son interesantes porque están relacionados con la serotonina de la que hemos hablado al referirnos a la depresión; contribuyen a su síntesis, con lo que ayudan a controlar el estado de ánimo.

No sólo eso, los omega-3 también están relacionados, según algunos estudios, con la reducción de procesos inflamatorios como, por ejemplo, los que tienen lugar en fibromialgia.

Triptófano

Este aminoácido además de formar parte de las proteínas es el que nuestro organismo necesita para sintetizar la serotonina. Este compuesto, un neurotransmisor, es clave en el control del estado de ánimo. En muchos pacientes que sufren depresión, entre los que se encuentran algunos enfermos con fibromialgia, se han encontrado niveles más bajos de lo normal de esta sustancia.

Aunque existen fuentes de triptófano naturales al alcance de cualquiera (huevos, queso, almidones, etcétera) lo cierto es que se han de tomar en grandes cantidades para que afecten a su concentración en el organismo. Por eso, en la mayoría de casos, su médico le recomendará un aporte extra de triptófano en forma de comprimidos o similares.

Calcio y magnesio

Estos dos minerales son de extrema importancia para el organismo. El calcio, además de estar implicado en la formación del esqueleto, tiene una función especialmente importante en la contracción muscular. Unos niveles inadecuados de este mineral causan espasmos musculares. En caso de fibromialgia es muy importante cuidar el consumo diario de calcio pues el sistema muscular es un punto clave en esta enfermedad.

El papel del magnesio no es menos importante y está relacionado con la correcta contracción muscular así como con el funcionamiento del sistema nervioso, que es clave para que las neuronas, células que forman parte de los nervios y del cerebro, puedan comunicarse entre sí. Además de todo esto es esencial para el correcto funcionamiento del ADN (el material genético que se encuentra en el núcleo de cualquiera de nuestras células).

El remedio de Alfred Blasi

A este informático catalán le fue diagnosticada fibromialgia tras un proceso gripal que acabó degenerando en un cuadro típico de fibromialgia. En su caso, llegó a tener el certificado de invalidez y minusvalía debido a los dolores insoportables que en ocasiones le impedían levantarse de la cama.

Tras unos meses a base de antidepresivos, relajantes y analgésicos y sin mejoría alguna, decidió ponerse a investigar las posibles causas de su enfermedad. Un tiempo después y tras probar gran número de sustancias, combinando minerales, vitaminas, proteínas, hasta casi cualquier cosa que pudiera afectar a los músculos halló una proporción de minerales que mejoraba su estado.

El preparado casero de Blasi, a base de sodio, potasio, calcio y magnesio en la proporción adecuada, acabó por curar su enfermedad. Blasi dice que para él funcionó pero que no pretende que sea una cura universal para la enfermedad o, cuando menos, que no será él quien la defienda como tal.

Por suerte para muchos, porque lo cierto es que multitud de enfermos han superado su dolencia con el preparado de Alfred Blasi, un laboratorio lo comercializa desde hace un tiempo bajo el nombre de *Recuperation.* No sólo está a la venta en todas las farmacias sino que un número creciente de médicos empieza a recetarlo y está dando muy buenos resultados.

A pesar de todo lo antedicho es importante remarcar que este preparado no cura a todos los enfermos aunque parece que es eficaz, al menos en parte, en la mayoría de los que padecen fibromialgia.

EN UN BROTE DE DOLOR AGUDO...

En caso de tener un día especialmente complicado con el dolor y el malestar físicos, debemos optar por una dieta más blanda de lo habitual.

- ✓ Comer menos cantidad pero más veces al día.
- ✓ Preparar alimentos menos pesados para el organismo: cremas o purés, por ejemplo.
- ✓ Deberemos beber más líquido del habitual, por lo menos un litro y medio de agua.

EN CASO DE VÓMITOS...

Además de seguir las recomendaciones para un día de dolor agudo, sería recomendable:

- ✓ Tomar zumos de frutas (evitando las ácidas) varias veces al día y sin azúcar refinado.
- ✓ Las infusiones pueden ayudarnos a calmar el estómago tomándolas en intervalos de treinta minutos o una hora.

Aspectos jurídicos

En cuanto a los aspectos jurídicos directamente relacionados con esta dolencia, el punto más problemático es el que concierne a la determinación de la incapacidad laboral del enfermo. En el momento de dar la baja médica a un afectado hay diversos puntos que dificultan la toma de la decisión:

- ✓ El aumento global de las jubilaciones por envejecimiento de la población. España es el primer país de Europa en la proporción de jubilados por problemas físicos.
- ✓ Coste económico de esta circunstancia y rechazo administrativo a lo que puede incrementarla, si no es muy objetivo. Recordemos lo ambigua que puede llegar a ser la fibromialgia en su manera de manifestarse.
- ✓ Problema social y profesional (en el caso de algunos médicos) de aceptación de esta enfermedad. La creencia de que pudiera ser una dolencia psicosomática, que sólo existe en la

mente del enfermo y no una enfermedad real, crea detractores de esta enfermedad.

- ✓ La imposibilidad de determinar la gravedad o, incluso, la existencia de esta enfermedad pues no hay pruebas determinantes, como podría ser un análisis clínico, que den un «sí» o un «no» científicos.

En este momento la situación social y legal está cambiando. Cada vez son más los casos en que un fallo judicial se da a favor del enfermo. Los jueces están concienciados del problema real que supone la fibromialgia y cada vez hay más información sobre la enfermedad y sus potenciales causas. En definitiva, es cuestión de poco tiempo que sea plenamente reconocida por la sociedad y, sobre todo, por el sistema público de salud que aún no está del todo adaptado a su tratamiento.

Historias personales

Un caso típico de fibromialgia

Éste es el caso de Alicia. S., mujer de 48 años. El principio de esta historia se remonta a hace más de diez años, cuando Alicia empezó a tener problemas en el trabajo. Su empleo, en el servicio de limpieza del ayuntamiento de Barcelona, que hasta entonces había desarrollado sin problema alguno, empezó a hacérsele cada día más difícil. Los dolores en las piernas, acompañados de hormigueo en los dedos de los pies por las mañanas, fueron los primeros síntomas en aparecer. Al principio no resultaban más que una molestia, ni siquiera acudió al médico y optó por tomar analgésicos con el desayuno.

Este remedio casero no tardó en dejar de funcionar a la vez que el dolor ganaba en intensidad y se extendía a los codos y las manos, dándole serias dificultades para descansar por las noches. Preocupada, Alicia decidió consultar con su médico de cabecera que la remitió al reumatólogo. Éste le prescribió antiinflamatorios, esta vez más fuertes.

De nuevo el remedio duró unas semanas y el dolor volvió a ganar en intensidad. A pesar de notar dolores en piernas, brazos y la parte posterior del cuello, el reumatólogo que la trataba no buscó (tal vez porque no tenía conocimiento de su existencia o no contemplaba la fibromialgia como una enfermedad real) ninguna posible relación con la fibromialgia. En este momento la paciente ya cumplía los requisitos del *American College of Rheumatology* pero nadie se percató de esto, de hecho, aún tardaría más de tres años en ser diagnosticada como enferma de fibromialgia.

El siguiente especialista al que tuvo que recurrir fue un neurólogo. Se sometió a todo tipo de pruebas en las que dio negativo. La única explicación para sus dolores debía estar en su cabeza. Al menos así pensaba su médico. Ya hacía más de un año que había empezado su peregrinación por las consultas médicas y el desaliento crecía. No sólo parecía que no tuviera nada, que la enfermedad y el dolor estuvieran en su cabeza, sino que su propia familia empezó a dudar de ella.

A partir de aquí no sólo tuvo que luchar contra la dureza de una cotidianidad minada por los dolores y el malestar sino que tuvo que hacer frente a un derrumbamiento personal imparable. La ansiedad y la desesperación ante sus problemas huérfanos de soluciones la precipitaron a la depresión. Tuvo que dejar de trabajar. Quedarse en casa, aquejada de dolores y malestar, no la ayudó a mejorar.

Ayudada por una amiga, se decidió a no tirar la toalla. Visitó varios especialistas más y obtuvo siempre respuestas negativas hasta que encontró algo diferente en la medicina alternativa. Acudió a un osteópata por recomendación de un familiar y éste le sugirió la posibilidad de que su situación se debiera a la fibromialgia. Fue la primera vez que Alicia escuchó esa palabra. A partir de ahí y bien asesorada por el osteópata que le explicó en qué consistía esta enfermedad visitó a un reumatólogo que le diagnosticó la enfermedad basándose en los puntos gatillo y su historial médico.

Desde que recibió su diagnóstico la calidad de vida de esta paciente mejoró notablemente. Al tener una respuesta al «¿Qué me sucede?» que antes la perseguía pudo suavizar sus relaciones familiares que se habían visto afectadas a raíz de la enfermedad. Logró superar la depresión y actualmente tiene certificada la baja médica por invalidez parcial. Una de las vías que la ayudó a aliviar los síntomas fue la medicina alternativa a la que, desde que descubriera su enfermedad una consulta de osteopatía, ha recurrido siempre con buenos resultados.

BIBLIOGRAFÍA

ARIAS CAPDET, PEDRO PABLO, «La utilidad de la meditación como modalidad terapéutica» en Rev. Cubana *Med. Gen. Integ.* 1998; 14(2):174-9.

BESSON, PHILIPPE-GASTON, *La fatiga crónica. Cómo aliviar los síntomas*, Ediciones Oniro, Barcelona, 2001.

CANOSO, JUAN J., «Fibromialgia: ¿Una enfermedad reumatológica?» en Rev. Mex. *Reumat.* 2002; 17 (2):113-116.

CALVO PENEDÉS, INMACULADA, «Fibromialgia y otras formas de dolor musculoesquelético» en Rev. Esp. *Reumatología* 2000; 27:85-87.

Fibromyalgia Network Newsletter.

HALL, HAMILTON, *Rheumatology*, MTP Press Limited, Lancaster, 1983.

MARTÍNEZ, E., GONZÁLEZ, O., Y CRESPO, J.M., «Fibromialgia: definición, aspectos clínicos, psicológicos, psiquiátricos y terapéuticos» *en Salud Global*, núm. 4, 2003.

PENADÉS, CALVO INMACULADA, «La fibromialgia en el niño, ¿un cuento de hadas?» en Rev. Esp. *Reumatol. 2000*; 27 (editorial): 85-87.

RICART, MARTA, «Los casos de fibromialgia se disparan». *La Vanguardia*. 04/06/2002.

SIEGEL M., JEROME, «¿Por qué dormimos?» en *Investigación y ciencia*, enero, 2004.

SPONG, TIM y PETERSON, VICKI, *La combinación de los alimentos*, Editorial Robin Book, Barcelona, 1995.

VIRUMBRALES, MONTSERRAT Y OLIVER, XAVIER, *La fibromialgia y el ejercicio*. Editado por *Recuperation* Electrolitos, S.L.

YUNUS, MUHAMMAD, «What's new in fibromyalgia syndrome?» en *The fibromyalgia times*, vol. 1, núm. 4, invierno 1997, p. 4.

ASOCIACIONES ESPAÑOLAS DE AFECTADOS POR FIBROMIALGIA

Las asociaciones de enfermos son muy importantes en enfermedades como la fibromialgia. Una enfermedad que, privada de síntomas claros, precipita al enfermo al aislamiento, no físico pero sí en cierta manera emocional. Es duro no poder «probar» que lo que a uno le sucede es real.

El papel de asistencia técnica, informativa y de apoyo moral a los enfermos que llevan a cabo las asociaciones de afectados hace mucho bien a los que padecen esta enfermedad. Además, son notables los avances en asesoramiento legal y médico que llevan a cabo algunas de éstas a través de sus páginas web o publicaciones impresas.

A continuación aparecen los datos de contacto de algunas de las asociaciones de afectados por la fibromialgia en España.

Fundació Fibromialgia

Av. Diagonal, 365, 4.º 1.ª
08037 - Barcelona
<http://www.fibromialgia.org>

Asociación de Fibromialgia de la Comunidad de Madrid (AFIBROM)

c/ Rafaela Bonilla, 19 A Local
28028 - Madrid
Tel.: 913567145
<http://www.afibrom.org>

Asociación Aragonesa de Fibromialgia y Astenia Crónica (ASAFA)

Parroquia de Santa Rafaela María
Vía Hispanidad, 61
Zaragoza
<http://www.fibroaragon.org>

Asociación Valenciana de Afectados de Fibromialgia (AVAFI)

Apartado de Correos 13269
46080 - Valencia
<http://www.civilia.com/asociaciones/avafi/avafi>

Asociación Balear de Apoyo en la Fibromialgia (ABAF)

c/ Samil, 26 bajos
07610 - Can Pastilla
Islas Baleares

Tel.: 971 264179
fibromialgiabaleares@hotmail.com

Asociación Murciana de Fibromialgia (ASMUFIBROM)

c/ Valle, 7 30150 - La Alberca
Murcia
Tel.: 968 936915
asmufibrom@hotmail.com

Asociación de Fibromialgia de Sevilla (AFIBROSE)

c/ Juan Antonio Cavestany, 22 - Local 9
41003 - Sevilla
Tel.: 954 424727

Asociación de Pacientes Fibromialgia de Málaga (APAFIMA)

Apartado de Correos 15427
29080 - Málaga
Tel.: 952 324809
<http://www.apafima.com>

Asociación Gallega de Fibromialgia (AGAFI)

c/ Rua Do Home Santo, 10 Bajo
15703 - Santiago de Compostela
A Coruña
Tel.: 981 574593
agafi@airtel.net

Asociación de Enfermos de Fibromialgia del Principado de Asturias (AENFIPA)

Centro Social de EL CRISTO
c/ Burriana, 1
33006 - Oviedo
<http://www.aenfipa.org>

Asociación Cántabra de Enfermos de Fibromialgia (ACEF)

Centro de Usos Múltiples Matías Sainz Ocejo
c/ Cardenal Herrera Oria, 63 - Interior
39011 - Santander
Tel.: 942 325349
<http://www.iespana.es/acef>

Asociación Vasca de Fibromialgia y Astenia Crónica (AVAFAS)

c/ Francisco Macía, 11 - 7º - Dpto. A-B
48014 - Bilbao
Vizcaya
Tel.: 94 4750120
<http://www.euskalnet.net/avafas>

Webs de interés

Web personal de Alfred Blasi
<http://www.alfredblasi.net>

American College of Rheumatology
<http://www.rheumatology.org/>

ÍNDICE